Paleo dieeteen

Beginner's Guide to Weight Loss

Auteur: Arnold Yates

Copyright © auteursrecht: 2017

Inhoud

Wat is het Paleo dieet?

Een van de belangrijkste doodsoorzaken in de 21e eeuw is als gevolg van ziekten.

Ter vergelijking was de belangrijkste doodsoorzaak voor onze voorouders holbewoners natuurlijke ramp. Naast het feit dat veerkrachtiger ziekten, ze waren ook sterkeren leefde een langer en gezonder leven.

Als we een gemiddelde 40 jarige man uit het paleolithische tijdperk aan een gemiddelde man vandaag vergelijkt, zouden we waarschijnlijk een tall, gespierde man metgroot uithoudingsvermogen staande naast een man die aanzienlijk korter, kalende,obesitas, met een hoge kans van hart-en vaatziekten of diabetes is krijgen.

Het is vanwege deze verschillen dat veel onderzoek is gedaan en door Dr. Loren Cordain in zijn baanbrekende voedingsdeskundige dieet, het Paleo dieet opgericht. Dr.Cordain was geïntrigeerd door de verbinding, toen hij werd aangemoedigd door zijn moeder om te eten zijn groenten en fruit vanaf zeer jonge leeftijd zijn vader's boeken en interesse in de levensstijl van mensen in het stenen tijdperk wordt gekoppeld. De naam "Paleo dieet", bedacht door hem staat voor "Paleolithische dieet", dat wil zeggen het dieet gevolgd door de paleolithische man. Het dieet knippen niet alleen terug op alle de verfijnde en verwerkt voedsel dat wij consumeren in de hedendaagse leeftijd, maar ook om het even wat die is toegevoegd aan het menselijke dieet na het Neolithische tijdperk.

Het Paleo-dieet werkt met de natuurlijke genetische structuur van ons lichaam om ervoor te zorgen dat wij alleen het eten met de beste voedingsdeskundige-waarde, die volledig biologisch is. De behoefte aan een dergelijk dieet heeft verder zijn geaccentueerd door middel van baanbrekend onderzoek op het gebied van biochemie, biologie, Dermatologie en oogheelkunde, die ontdekte dat de bron van vele ziekten en problemen, zoals acnes, overgewicht, kanker, ziekte van Alzheimer, ziekte van Parkinson's, gezichtsvermogen niet op een vroege leeftijd, depressie, onvruchtbaarheid,etc. allemaal voortkomen uit onze moderne dieet, dat rijk is aan transvet , suiker enbewerkte en geraffineerde voeding.

Het Paleo dieet is een zeer simplistische lijst, die volgt op het idee dat we mogen alleen eten alles wat de paleolithische Man kon hebben gejaagd of verzameld. Dit geeft het een grotere voorsprong op normale voedingsdeskundige dieet, want het gaatniet om elke calorie telt, dat een vervelend en vermoeiend proces is. Als we onze keuzes tot alleen de levensmiddelen die kon zijn natuurlijk gejaagd of verzameld reduceren, wij automatisch bezuinigen op veel geraffineerde en bewerkte voedingsmiddelen die schadelijk zijn. Het is ook makkelijker voor ons spijsverteringsstelsel te breken deze biologische goed.

Het Paleo-dieet is dus bijgevolg ook een grote dieet te volgen voor het verliezen van gewicht, aangezien de eliminatie van voedsel dat is opgeslagen in ons lichaam omdat onze spijsvertering duurt te breken automatisch leidt tot een verlies van het gewicht.Het Paleo- dieet is dus bijgevolg ook een grote dieet te volgen voor het verliezen van gewicht, aangezien de eliminatie van voedsel dat is opgeslagen in ons lichaam omdat onze spijsvertering duurt te breken automatisch leidt tot een verlies van het gewicht.

Bovendien zal een gezonder dieet ook leiden tot een meer regelmatige slaapcyclusen maakt ons voelen meer energieke en geïnspireerde. Dit maakt het gemakkelijker om zich te houden aan het dieet, dat slaat de wilskracht en de tijd die nodig is om naar de sportschool en breken van een zweet regelmatig! Oefeningen na een gezonder dieet zal zeker meer onmiddellijke resultaten in gewichtsverlies aanvullen. In gedachten houden, dat naast een strikt organisch dieet, onze voorouders ook bezig omzich door middel van de inspannende uitoefening waren van de jacht en het verzamelen van het voedsel zelf!

Het succes van het onderzoek naar de paleolithische dieet is als gevolg van het feitdat mensen als jagers en verzamelaars hebben gewoond voor vele honderden jaren,die zijn naar verhouding veel hoger dan onze beschaving na de ontdekking van de landbouw en de teelt. Onze voeding naar een dieet van granen en koolhydraten drastisch veranderd, maar onze genetica had nog aan deze aan te passen. Vandaar, koolhydraten blijven maken ons dikker, terwijl we nog steeds grotere delen van tarwe,graan en rijst in tegenstelling tot meer vlees en vis eten.

Richtsnoeren voor een Paleo-dieet

Aangezien het Paleo dieet strikt richt zich op eten kunnen we hebben gejaagd of verzameld in het paleolithische tijdperk, het plaatsen van een beperking op een levensmiddel die moet worden gecultiveerd, of bevat ingrediënten die moeten worden verbouwd. Uitgesloten zijn peulvruchten, zoals linzen, kikkererwten, bonen, etc. en zelfs van de pinda's van het dieet. Bovendien, granen zoals tarwe, gerst, maïs, haver en granen zijn eveneens uitgesloten. Zuivelproducten zijn daarnaast ook beperkt (dus mensen die lactose intolerant zijn al halverwege er!). Bovendien, aardappelen, suiker, zout of elke vorm van verwerkte voedingsmiddelen of olie is ook op de verjaard lijst.Afgeleid van deze, ongezond voedsel zoals hamburgers, pizza, snoep, koolzuurhoudende dranken enz worden automatisch uitgesloten van de lijst, zoals eerdervermeld.

Gezien de manier waarop die we hebben ontworpen onze moderne voeding, zou kunnen de beperkingen van het Paleo-dieet maken het lijken alsof we niets hebben verlaten om te eten! Echter, moedigt het Paleo-dieet een dieet dat rijk is aan vers fruiten groenten, eieren, noten en zaden, vis en andere zeevruchten, en gezonde oliën zoals lijnzaad, macadamia, kokos, avocado, olijfolie en notenolie. Echter, de grote nadruk wordt gelegd op mager vlees, dat wil zeggen vlees van dieren die gras gevoederde zijn. Vanwege deze zware nadruk op vlees als een bron van eiwitten, kan Paleodiëten er niet geschikt voor vegetariërs en veganisten.

De beperkingen waren nodig in het Paleo-dieet, aangezien de meeste van wat is beperkt koolhydraten. Koolhydraten worden geconverteerd naar glucose, die wordt gebruikt door ons lichaam energie krijgen. Alle glucose die niet gebruikt wordt opgeslagen als vet in de vetcellen. Nu, sommige mensen met een gezonde stofwisseling hebben efficiënte vetcellen die het vet moet worden gebruikt als energie wanneer nodig kunnen vrijkomen. Andere vetcellen niet vrijgeven van deze opgeslagen glucoseen in plaats daarvan laten voelen hongeriger en eten wanneer ons lichaam meer energie nodig.

Bovendien bevatten koolhydraten meestal glutenproducten en lectines. Recente onderzoekers hebben ontdekt dat een groot deel van de wereldbevolking gluten-intolerant is; dus verwerkt veel voedsel pakketten worden nu geleverd met het label van het zijn "glutenvrij". Zijn er schadelijke gezondheidseffecten, zoals zure reflux, gewrichtspijn, dermatitis, enz. Lectines groeien op granen als natuurlijke toxines, die van invloed zijn op onze maag-darmkanaal en belemmeren de groei en het herstel proces. Ook blijkt suiker te vet, tenzij het is opgebruikt door de cellen onmiddellijk, dat de reden waarom veel mensen hyperactieve is voelen na veel suiker, veroorzaakt door de piek van de energie die wordt gemaakt. Bewerkte voedingsmiddelen bevat kunstmatige chemische stoffen die moeilijker voor ons lichaam te breken.

In plaats daarvan, wanneer we ons op het Paleo dieet richten, het ontbreken van de inname van koolhydraten in onze voeding zal dwingen ons lichaam om onze opgeslagen vet voor de productie van energie te verbranden. De kleine hoeveelheid koolhydraten die essentieel is voor ons kan worden verkregen door groenten, fruit en zoete aardappelen. Aangezien ze niet hoeft te worden verwerkt op enigerlei wijze, geven deze voedingsmiddelen ons koolhydraten die gemakkelijker kunnen worden gebrand door onze spijsvertering. Bovendien, kunnen deze worden verbruikt zo veel alsnodig zonder ooit het verkrijgen van gewicht. De kwestie over melk is discutabel, omdat melk wordt aanbevolen tot kinderschoenen en extra voordelen kan hebben. Het echter de calorieën toevoegen aan onze voeding. Gezien de hoeveelheid voedingsstoffen die we uit andere bronnen krijgen kunnen, kan melk af en toe worden geconsumeerd.

Dus nu dat we waarom de beperkingen waren absoluut noodzakelijk zien, laten we richten op de levensstijl die een Paleo dieet bevordert. Het ontbijt plaat van een Paleo dieet uit omeletten gemaakt met Omega-3 bestaat verrijkte eieren, olijfolie gebakken uien, champignons, paprika en broccoli, toegevoegd met kipfilet of in blokjes van Turkije. Gehakte peterselie kan ook worden toegevoegd aan het mengsel. Dit kanworden gevolgd door seizoensgebonden fruit en kruidenthee. Voor de lunch is hetbelangrijk dat tal van salade en groenten op je bord. Dit kan worden gedaan met een mengsel van spinazie, gemengd Groenen, peper, avocado's, radijs, wortelen en komkommers, amandelen, walnoten, gesneden fruit, enz. Dit kan dan worden gevuldmet kip, rundvlees, Turkije, rundvlees of zee voedsel zoals zalm, garnalen, tonijn,enz. Deze kunnen vervolgens worden besprenkeld met olijfolie en citroensap. Dinerkan worden geserveerd met spaghetti squash, geroosterde bieten en greens met mager vlees van keuze of een Caesar salade met zeevruchten, Gestoomde Asperges, broccoli of andere groenten zoals spinazie, gekruid met olijfolie, knoflook en anderekruiden en specerijen. Tomaat plakjes samen met kip zonder vel of gegrilde Turkijekunnen ook een andere optie. Een kom vers fruit mixen of amandelen en andere noten kunnen ook een deel van de dagelijkse maaltijd. Voor snacks biedt het Paleo dieet het hele scala van vers fruit, wortelen, komkommers, of noten en zaden. Dit kunnen worden verbruikt tussen de maaltijden de hele dag zo veel als nodig zonder wezen bezorgd over calorieën of het verkrijgen van vet. Deze voedingsmiddelen zal u toelaten om gevoel volledig voor langere, terwijl koolhydraten maakt je hongerig voelen vaker. Vandaar, ze ook verhinderen u over-eating.

Op een aparte nota, sommige vruchten bevatten ook suiker en noten zijn hoog in calorieën. Als het lijkt moeilijker om gewicht te verliezen, is het mogelijk dat het niveau van suiker en calorieën in voeding zijn hoger dan het niveau van vet. Bepaalde natuurlijk voorkomende vet is goed voor het lichaam, terwijl veel van het verwerkte voedsel dat "vetarm" tegenwoordig eigenlijk schadelijk, omdat ze compenseren doorvermindering van vet en verhogen van de koolhydraten. Als u wilt om gewicht te verliezen sneller, overweeg afsnijden van fruit en diëten tijdelijk uit uw dieet.van vet en verhogen van de koolhydraten. Als u wilt om gewicht te verliezen sneller, overweeg afsnijden van fruit en diëten tijdelijk uit uw dieet.

Om gewicht te verliezen, is het ook belangrijk om alleen dit dieet met oefening. Vergeet niet dat onze voorouders besteed elke dag lopen verscheidene mijlen jacht en het verzamelen van hun eigen voedsel-als je doel is om het bereiken van hun krachten uithoudingsvermogen, dat de oefening ook inbegrepen in uw routine moet worden. Terwijl rigoureus sportschool oefeningen zijn niet nodig, het is nog steeds importeren naar ofwel lopen, doe een paar eenvoudige 10 minuten oefeningen elke dag,cardio, Fietsen, zwemmen, of nemen alle actieve sporten. Om te zien invloed op, je lichaam moet een minimum van 30 dagen om aan te passen aan veranderingen, dusje moet geduldig en bepaald voor een maand voordat je kiest om te geven en wanhoop!

Vandaar dat het Paleo-dieet is over het hebben van hoge niveaus van gezonde vetten, gematigde niveaus van dierlijke eiwitten en minimale koolhydraten. Calorieën tellen is niet nodig, en dus zijn porties eten. Dit dieet is flexibeler aangezien het toestaat u om te kiezen van uw eigen gedeelten van het voedsel dat u wilt, zonder het plaatsen van beperkingen op de hoeveelheden. We kunnen ervoor kiezen om een lichtontbijt met een zware lunch of een zwaar ontbijt met twee lichte snacks en rechtstreeks naar diner; welke past bij onze levensstijl. Drie specifieke vierkante maaltijden per dag is niet absoluut noodzakelijk. Maaltijden moeten worden gegeten, wanneer we honger, en niet de andere manier rond! Het dieet raadt hoge hoeveelheid verzadigd vet, zoals kokosolie, boter (verduidelijkt of niet), rundvlees of lam talg-, lams- ofeend vet, reuzel, enz. Bovendien, kunnen olijfolie, avocado olie en macadamia olie worden gebruikt als salade dressing, hoewel ze te gebruiken voor het koken wordt afgeraden.

Rood vlees, varkensvlees, gevogelte, eieren, evenals dierlijke hart, lever, nieren etc.worden allemaal aangemoedigd als onderdeel van de inname van de gezonde dierlijke eiwitten, zolang de dieren zijn weiland-opgeheven en gras gevoederde. Als hetgaat om dieren, benadrukt het dieet het belang van biologisch vlees. Vleesgerechten kunnen worden geserveerd met vetten zoals kokosolie en boter. In feite, zijn de vette delen van dieren ook opgenomen in het dieet. Botten van dieren kan worden gebruikt in Bouillon en voorraden.

Groenten en fruit kunnen gekookt of rauw, geserveerd met vet (zoals appels gecoatmet amandel boter). Zetmeelhoudende knollen als Yam en zoete aardappelen kunnen een gezonder bron van koolhydraten in de voeding. Richten bij het plukken van vruchten die weinig suiker en hoog op de niveaus van anti-oxidanten. Noten die rijkaan Omega-6 en Omega-3 en lage op meervoudig onverzadigde vetten zijn moet degene die u wilt opnemen in uw bord. Patiënten met auto-immuun ziekte en problemen met de spijsvertering worden aanbevolen een vruchten en noten vrij dieet.

Terugkomend op de koolhydraten die behoren, granen en peulvruchten, zoals bonen, bruine bonen, pinda's, tarwe, bruine rijst, rogge, haver, gerst, maïs, soja, enz. Groente, gehydrogeneerde of gedeeltelijk gehydrogeneerde oliën moeten ook worden afgesneden van het dieet. Het gaat hierbij om soja, margarine, saffloer, pinda, maïs, koolzaad, olie zonnebloem enz. Alle vormen van verpakte suiker, frisdranken, vruchtensappen of toegevoegde suiker zijn verboden in de voeding. Een ingeblikte of verwerkte voedingsmiddelen in de pakketten zijn dus over het algemeen vermeden.Daarnaast is het ook belangrijk dat uw lichaam gen oeg tijd om

te rusten en verzorgen van uw spijsvertering en stofwisseling. Zo moedigt het dieet ook een stress-vrije levensstijl, waar we moeten gaan naar bed op tijd voordat we te moe, zodat we kunnen wakker worden zonder alarm. Dit moet ervoor zorgen dat minstens 8 uur slaap elke nacht, die nodig rust die nodig is voor uw spijsvertering te laten functioneren is.Overdreven uitoefenen moet ook worden vermeden, sinds deze toename stress enmaakt ons lichaam moe.

De essentiële voedingsstoffen nodig kunnen worden toegevoegd door middel van probiotica en vitamine D. Dit moeten gepaard gaan met optimale niveaus van vitamine K2, jodium en magnesium in de voeding. In plaats van op zoek naar multivitaminen of andere vitaminesupplementen, kunnen deze worden verkregen door middel van natuurlijke bronnen zoals zeewier voor jodium.

Op een meer praktische opmerking is het onbetwistbaar dat een Paleo-dieet in dewereld van vandaag duurder, aangezien de prijzen zijn zou van onze platen vullenmet aanzienlijk hogere hoeveelheden biologische mager vlees, groenten, evenals talvan fruit en groenten duurder zullen dan het consumeren van hogere gedeelten vangranen en korrels met vlees en groenten als een side-dish. Gezondheid-bewuste keuzes in combinatie met een actieve talent voor het onderhandelen van boer markten in plaats van conventionele winkels kan echter wel helpen om te rijden de prijzennaar beneden. Bulk kopen, bespaart u ook kosten. Dit kan ook betekenen dat je moet bezuinigen op een heleboel eten-outs met vrienden en familie. Dit zijn de tegenslagen die wordt geleverd met het kiezen van de keuze van een gezond leven te maken.

Het Paleo dieet is ontwikkeld het dieet om eenvoudig te maken, realistisch, met volop gelegenheid voor u niet om gewicht te verliezen moeiteloos en zonder bewust zorgen te maken over wat te eten. Dus, het is een onderdeel van het dieet niet zorgen over deze en meer energie in plaats daarvan te concentreren op het genieten van het leven, het nemen van een actieve belangstelling voor plezier.

Voordelen voor de gezondheid van een Paleo-dieet

In tegenstelling tot de meeste van de andere diëten toestaan Paleo diëten een perfecte balans tussen de hoeveelheid verzadigde en onverzadigde vetten in onslichaam. Meest andere diëten beperken de inname van één van beide één van dezevetten, en de verstoring in de verhouding tussen deze twee vetten in ons systeem kan leiden tot ongezonde cellen, die een belemmering vormen voor het proces van de overdracht van berichten heen en weer de lichaamscellen.

Het dieet is ook rijk aan Omega-3 vetzuren, die ontspringt uit zee voedsel krijgt. Omega-3 is goed voor de ogen en het hart als ze lager de hoeveelheid vet in de bloedstroom. Deze hebben ook effectieve dermatoloog en gezond haar groei baten. Nogbelangrijker, Omega-3 helpt in de hersenen groei en ontwikkeling, en kan verbeteren het geheugen en de cognitieve vermogens. Tevens zijn zij bevorderlijk voor de niveaus van anti-depressiva en remedie tegen depressie.

De hoge eiwitinname in het Paleo dieet helpt bij spiergroei en herstel. Hierdoor kunnen ook celgroei en herstel plaatsvinden. Als we meer spieren in ons lichaam hebben, stuurt ons lichaam meer energie aan deze spiercellen in plaats van ze op te slaanals vet, vandaar ook het verbeteren van ons metabolisme terwijl het verminderen van vet.

Bovendien, veroorzaken suiker en bewerkte voedingsmiddelen ontsteking in het darmkanaal, die tot problemen in het spijsverteringsstelsel leidt. Met minder inname van deze voedingsmiddelen, de darmen naar behoren kunnen functioneren weer. Biologisch voedsel heeft bovendien meer voedingsstoffen, aangezien de dieren in de basisvoorwaarden rechtstreeks uit de natuur nemen, dus het vermijden van eventueleschadelijke effecten van pesticiden of dierlijk vlees-verbetering van drugs. De voeding biologische dieren verkregen is veel hoger in vergelijking met de fabriek dieren.

Het wereldklimaat ondersteunt bepaalde groenten en fruit die de noodzakelijke voedingsstoffen essentieel belang zijn bevatten voor de bestrijding van de krachten vanhet seizoen. Het Paleo dieet ondersteunt eten van seizoensgebonden fruit per dag,waardoor de bescherming van het lichaam tegen natuurlijke harms. De kleuren vande vruchten en de groenten zijn een indicator van de voedingsstoffen die ze bevatten, en een regenboog van vruchten op onze kom wordt aanbevolen. Dit zorgt ervoor dat we onze dagelijkse dosering van de nodige vitaminen. Aan de andere kant, het erkent ook de schadelijke effecten van het eten van te veel fruit met een hoge mate van suiker, dus een gematigde fruit dieet beveelt aan.

Door toe te geven aan de manieren waarop die onze lichamen werden genetisch gestructureerd om te consumeren voedsel, optimaliseren wij onze spijsvertering systeem en absorptie, waarmee voor een efficiënter systeem van het lichaam. Bovendien, de meeste van de levensmiddelen die mensen vaak allergisch voor (pinda's, melk, etc zijn) zijn beperkt in het Paleo-dieet, waardoor het een allesomvattende eetgewoonte. Niettemin, we moeten altijd contact op met onze artsen voordat u begint een nieuwe dieet. Bovendien zou bepaalde mensen, zoals sporters, moeten meer koolhydraten in hun dieet als gevolg van de rigoureuze oefening in hun dagelijks leven (meer zo dan enig mens in het paleolithische tijdperk).

Deze mensen zijn uitgesloten van deze gids, gericht op een gemiddeld persoon leven in de 21e eeuw.

Bovendien verminderen Omega -3 vetzuren ook ontstekingen in ons lichaam, die gericht is op het terugdringen van chronische ziekten zoals artritis, kanker en cardiovasculaire ziekten.

Belangrijker echter verhoogt het Paleo-dieet het lichaam insulinegevoeligheid. Onzereguliere voeding zijn zo rijk aan suiker en bewerkte voedingsmiddelen die ons lichaam worden snel ongevoelig voor de inname van suiker, wat betekent dat uiteindelijk ons lichaam herkennen reageert als onze cellen zijn verzadigd met de hoeveelheidenergie die ze nodig of niet hebben. Na verloop van tijd onze vetcellen uit te breiden, dat is wat maakt mensen vet. Met minder suiker inname, kan de vetcellen afnemen na verloop van tijd, waardoor wij om gewicht te verliezen. Dit zorgt er ook voor een evenwichtige bloedsuikerspiegel.

Bovendien, het Paleo dieet automatisch ingekrompen op een heleboel dingen, waardoor er veel druk op ons lichaam om te worden verteerd, zoals transvet, cafeïne, gluten, enz. Dientengevolge, is ons lichaam natuurlijk krijgen veel rust, terwijl het wordtgeleverd met anti-oxidanten en vezels van de vruchten. Dientengevolge, het lichaam in staat om zich te ontdoen van alle de afvalstoffen, het geven van het lichaam een ontgiftend effect is. Dit is vergelijkbaar met een SAP snel ontgiften effect, behalve op deze manier kunt u nog steeds eten!

Een Paleo dieet laat ons toe om een stabiele bloedsuikerspiegel te hebben, dus wij voelen minder uitgeput. Het evenwicht helpt ons ook trainen meer efficiënt, vandaar het toestaan van ons om ons gewicht verlies routine blijven. Meer vet wordt verbrand uit elke dag, hebben we een groter evenwicht van energie door het lichaam. Bovendien, het is anti-inflammatoire, en de overtollige afvalstoffen en toxines uit het lichaam via het ontgiftend effect worden gewassen. Dientengevolge, geeft het ons ookduidelijkere huid, met minder poriën en acne en betere tanden, die allemaal getroffen ongezonde eetgewoonten. Het geeft ook ons verbeterde slaap patronen, welkeons toestaat te voelen vernieuwd en blijven dezelfde routine de volgende dag. HetPaleo dieet heeft positieve directe effecten aangetoond voor Diabetes, hart-en vaatziekten en sommige vormen van kanker.

Voedingswaarde van de levensmiddelen in een Paleo diet

Een van de grootste problemen onder mensen in de wereld is calcium demineralisatie. Waardoor veel mensen na een bepaalde leeftijd zijn calcium tabletten voorgeschreven. Terwijl de artsen zich te op dit concentreren zijn door het verhogen van uw calciuminname, afhankelijk het totale effect niet alleen is van uw calciuminname maar ook over het verlies van calcium uit ons lichaam; dat wil zeggen de netto calciuminname. De meeste van onze calcium in onze botten is bestond. De gezondheid van het bot, en daardoor net calcium in ons lichaam, is sterk afhankelijk van de hoeveelheid zuur-base-evenwicht in het lichaam.

Wanneer we eten verteren, worden deze geanalyseerd in de nieren zuren of basen.Als het voedsel een netto-zure effect heeft, zijn dit gebufferd door het produceren van meer alkali. Alkali wordt opgeslagen als calcium in de botten, waardoor het calcium uit de botten verwelken en zijn weggewassen met urine. Vandaar, bot demineralisatie plaatsvindt.

De meeste van de levensmiddelen die zuur bevat zijn harde kaas, peulvruchten, koolhydraten, etc. waardoor daarom zijn in het Paleo-dieet. Fruit en groenten zijn alkaline-producerende. Het Paleo dieet bevordert een gezond evenwicht tussen de twee. Bovendien, bijdraagt een hogere zuur produceren dieet ook aan calcium nierstenen,hypertensie, astma, spier verspillen als gevolg van leeftijd, beroerte, enz.

De suiker niveaus van vruchten moeten worden verzorgd, vooral als we overgewichtof insuline intolerant zijn. Fruit zoals druiven, bananen, zoete kersen, appels, kiwi, peren, ananas, etc. moeten worden vervangen door groenten, aangezien deze vruchten hoge niveaus van suiker hebben. Echter, andere vruchten zoals de citrusvruchten,zoals citroen, limes en zelfs avocado's zijn laag op suiker en kunnen worden geconsumeerd.

Dr. Cordain heeft dus een formule voor metabole fructose, dat het niveau van fructose toegevoegd aan de helft van het niveau van sacharose in alle vruchten is gebouwd.

Walnoten bevatten een grotere hoeveelheid Omega-3 vetzuren dan de andere soorten noten, maar deze moeten worden omgezet in andere vormen voor ons lichaamte gebruiken, dat een zeer inefficiënt proces is. De zeevruchten zijn een beter alternatief voor een bron van Omega-3 vetzuren. Zij bevatten hoge hoeveelheden van koper, die worden gebruikt voor de absorptie van ijzer en de vorming van rode bloedcellen. Ze ook helpen met bot gezondheid en zijn een goede bron van B vitamines,magnesium en mangaan.

Pruimen bevatten vitamine C, dat is goed voor ons immuunsysteem, evenals vitamine K, die helpt met onze hartproblemen. Kunnen zij zoete of taart, die dus zonder deangst voor stekelige suiker niveaus kan worden gegeten.

Chilipepers zijn rijk aan vitamine A, K, B5, en met name vitamine B6, die helpen ons lichaam om eiwitten uit voedsel gemakkelijker, en vitamine C, die is een antioxidanten biedt het immuunsysteem verdediging in ons lichaam. Het is ook rijk aan mineralen zoals ijzer, magnesium, kalium, koper en mangaan. Bovendien bevat het capsaïcine, die de eetlust en metabole gezondheid en insuline gevoeligheid onder controle.Het is capsaïcine waarmee pepers hun hete smaak, dus hoe warmer de chili, de meer capsaïcine het bevat.

Wortelen zijn rijk aan bèta-caroteen, die vervolgens worden omgezet in vitamine A in ons lichaam. Bovendien bevat ook vitamine A, C, K, B1, B5, B6, folaat, kalium, mangaan en voedingsvezels die niet-fermenteerbare, het veroorzaakt dus geen gas. DeGroenen van wortelen zijn vaak afgehakt, maar deze zijn ook eetbaar, en hebben een hoge voedingswaarde.

Courgette heeft zeer lage koolhydraten, maar tegelijkertijd levert hoge hoeveelheden vitamine A, C, K, B6, riboflavine, folaat, Magnesium, fosfor, kalium en mangaan. De meeste mensen kan het zeer goed verteren.

Asperges heeft aan de andere kant een langere lijst van voedingswaarde. Het bevatvitamine A, C, E, K, B1, B5, B6, riboflavine, folaat, ijzer, Magnesium, fosfor, kalium, zink, koper en mangaan. Het ijzer in asperges helpt om te vechten tegenvermoeidheid.

Eend niet technisch volgen het dezelfde voedingsprofiel als rood vlees of gevogelte,maar is eerder ergens tussenin. Het heeft meer vet dan kip, die ook gezonder vet omdat het bevat de enkelvoudig onverzadigde vetten die is gevonden in olijfolie en verzadigd vet, met lagere inflammatoire PUFA van de Omega-6, die schadelijk is. Bovendien, als we een lagere vet in de eend willen, kunnen we afgesneden flappen vanvet of hangende stukjes huid van de eend heel gemakkelijk. Bovendien bevat het ook de B-vitamines, ijzer en selenium, een anti-oxidant mineraal dat meestal gevondenin vis en zeevruchten is.

Olijven, zijn afgezien van olijfolie, vruchten hebben meer hoeveelheden vet dan suiker. Dit bevat met name de enkelvoudig onverzadigde vetten genaamd oliezuurgehalte olie, die is geëxtraheerd om olijfolie. Daarnaast bevat het ook veel van het water,evenals vezels, ijzer, koper, calcium, vitamine A en E. Olijven ook kan een beter alternatief aan onze diëten wanneer ons lichaam zout inname hunkert.

Bessen hebben hoge anti-oxidant inhoud, waaronder de vitamines C en E. Bovendien, ze bevatten carotenoïden die worden omgezet in vitamine A. Het bevat ook de andere polyfenolen die ook anti-oxydant effecten zoals flavonoïden, Anthocyaninenen catechinen hebben. Ze bevatten ook B-vitaminen. Deze zijn ook laag op suiker, dus voorzien in een low-carb dieet.

Het hart van rundvlees, varkensvlees en gevogelte, hoewel elke hebben verschillende smaak, bevatten alle de dezelfde essentiële voedingsstoffen van B-vitamines, specifiek B12, ijzer, fosfor, zink, koper en selenium. Deze zijn ook rijk aan CoQ10, die eenbelangrijke antioxidant, die helpt de lever en het hart functioneren, dus in aanmerking komen voor mensen die in hun Middeleeuwen of ouder zijn.

De meeste noten zijn sterk aanbevolen voor snacks, maar macadamianoten krijgt een hogere rand over cashewnoten, amandelen en walnoten omdat het een lager gehalte aan Omega-6, oftewel een inflammatoire vet en schadelijk als verbruikt in zeerhoge hoeveelheden kan zijn. In plaats daarvan, macadamianoten staan hoog op Enkelvoudig onverzadigde vetten, waarvan wordt gezegd te zijn anti-inflammatoire.

Daarnaast zijn ze ook hoog op voedingsstoffen zoals vitamine B1, mangaan en koper.

Garnalen is hoog in eiwit, calcium, magnesium, fosfor, zink, niacine, vitamine B6,B12, E, koper en selenium, waardoor het een ideale zeevruchten voor zware maaltijden. Daarnaast garnalen met schelpen glucosamine is een natuurlijk voorkomende eiwitten hebben gevonden in onze gewrichten, het bindweefsel en het kraakbeen. Hetis belangrijk dat er genoeg van deze in onze voeding om pijn in onze gewrichten teverminderen. Onze moderne diëten zijn uiterst glucosamine tekort, die kan wordengecompenseerd door het hebben van garnalen voorraad. Veel van de pijnstillers voor artritis kunnen worden vervangen met garnalen in regelmatige diëten volgens sommige onderzoeken.

Oesters zijn een ander gezond zee voedsel optie die rijk aan zink is, ijzer, selenium,vitamine B12, vitamine A, koper en vitamine C. De zink in oesters is goed voor immuun functies en geestelijke gezondheid, en het ijzergehalte maken het makkelijker alternatief voor ijzersupplementen. Selenium beschermt ons lichaam tegen kwik vergiftiging, vooral handig voor de gezondheid van de schildklier. Vitamine B12 is ook goed voor onze emotionele staten en neurologische gezondheid. De hoge bedragen van vitamine A in oesters zijn beter dan degene die is opgedaan met groenten, waarvitamine A moet worden geconverteerd van beta-caroteen. Oesters bevatten hetzelfde niveau van hoge vitamine A als een normale voeding voor de lever. De hoge niveaus van zink verrekend de effecten van hoge koper en risico van koper vergiftiging.De vitamine C in oesters is essentieel als we op vruchten bezuinigen te verminderen van de hoeveelheid suiker in onze voeding. Bovendien, ze zijn ook rijk aan eiwittenen hebben een zeer goede Omega-3/Omega-6 PUFA verhouding.

Amandelen en cashewnoten in feite vruchten zijn, kastanje blijft de ware moer. Dezezijn zetmeelrijke en laag op vet, dus als een alternatief voor zoete aardappelen en Yam kan worden gegeten. Kastanje bloem kan ook worden gebruikt om de gebakkengoederen in het Paleo-dieet, en kastanjes kunnen bovendien worden gegeten rauwof gebraden, of soms zelfs gekookt. Kastanje meel is een beter alternatief voor amandel meel, omdat amandel meel meervoudig onverzadigd vet bevat. Ze zijn rijk aanvitamine B6, koper, mangaan en de enige noten met een aanzienlijke hoeveelheid vitamine C. Het is ook weinig Phytine zuren. Kastanjes worden zo vaak gebruikt in vulling recepten.

Zeewier is vaak heel populair in onze elke dag keukens ondanks de hoge voedingswaarde. Het heeft een hoog calcium-waarde, die kan worden gebruikt om te compenseren voor het verlies van de consumptie van zuivelproducten. Echter, we moeten niet vergeten dat zeewier is tevens voorzien van het risico van anorganisch arseen, die niet schadelijke moet tenzij we enorme gedeelten van zeewier elke dag hebben. In tegenstelling tot het andere eten in het Paleo-dieet is zeewier zeer hoog in jodiumgehalte, waardoor omhoog voor het jodiumtekort in onze voeding. Het wordt ook geadviseerd om lage bedragen van zeewier, omdat de hoge niveaus van jodium in onssysteem ook schadelijk kunnen zijn. Zeewier is dus waarschijnlijk niet een optie dagelijks dieet, maar eerder een af en toe. Bovendien zijn ze ook een uitstekende bron van Omega-3, met ijzer en lage hoeveelheden eiwit. Bovendien bevatten ze ook eensoort koolhydraten bekend als fucoidans, die anti-inflammatoire zijn.

Sommige eenvoudige recepten voor een Paleo-dieet

1. <u>Acorn squash met walnoten en cranberries:</u>

Deze eenvoudige maaltijd neemt ongeveer 15 minuten voor te bereiden en een uurom te koken. 1 acorn squash wordt gesneden in de helft en de zaden zijn alle schepte uit. Een oven wordt voorverwarmd tot 375 F. Terwijl de oven verwarmt, is half kopje walnoten grof gehakt, met half kopje verse cranberries. Deze worden dan vermengd met twee eetlepels honing in een kom. Het mengsel wordt vervolgens toegevoegd aan de twee helften, met een eetlepel van ghee of boter. Ze worden dan verpaktin een folie en geplaatst in de oven op een ovenschaal. Het is dan in de oven gebakken gedurende een uur totdat het vlees van de eikel zacht wordt. De schotel kan worden geserveerd als een side-dish naast enkele andere proteïne rijke schotel, zoals kipfilet, quiche, frittata of een appel kaneel varkensvlees lendenen.

2. <u>Broccoli en Appel Salade met Walnoten:</u>

Dit gerecht zou duurt ongeveer twintig minuten voor te bereiden. Om te beginnenmet, een kopje mayonaise, één gehakte knoflook teentje, zeezout, zwarte peper, een eetlepel honing en twee eetlepels citroensap zijn vermengd in een kom. Extra smaakmakers kunnen worden toegevoegd naar smaak. Op een andere kom, een mengsel van gehakte middellange hoofden van broccoli, één grote geraspte wortel, één gehakte appel, een kwart kopje gehakte uien, worden half kopje gehakte walnoten en een kwart kopje van gedroogde cranberries gecombineerd. De inhoud van de twee kommen zijn vervolgens grondig gemengd en geserveerd. Dit is perfect voor een lichte snack en een grote bron van instant vitaminen B1, B2, B6, B9 en C,magnesium, koper, fosfor, kalium en mangaan.

3. **Varkenshaasje met Warme Pear Salsa:**

Twee blokjes peren, een kwart kopje gehakte walnoten, een eetlepel gehakte versebieslook en een eetlepel citroensap zijn vermengd in een kom. Deze zijn vervolgensgekruid met zout en peper.

Wat koken vet is gesmolten in een koekepan en de varkenshaas is toegevoegd aanhet en gekookt totdat het bruin aan alle kanten, die ongeveer twee tot drie minutenaan elke kant duren zou. De warmte is teruggebracht tot medium uit hoog, en tweeknoflookteentjes en één in blokjes gesneden ui is toegevoegd aan de koekepan engekookt voor ongeveer twee minuten. Drie eetlepels balsamico azijn wordt dan toegevoegd en de hitte opgevoed aan de kook, terwijl het voortdurend roeren en schrapen van het mengsel. Half kopje kippenbouillon wordt toegevoegd, gevolgd door de perenbomen salsa eerder bereid. Dit is dan in de oven gebakken gedurende vijftien tot twintig minuten.

Na het laten van de rest van varkensvlees voor vier tot vijf minuten, is het gesnedenen geserveerd met de salsa.

4. **Geroosterde Spruitjes met Druiven:**

Vier koppen gehalveerde spruiten worden gemengd met twee kopjes pitloze rode druiven in een kom. De oven wordt voorverwarmd tot 400 F. Het mengsel in de kom is vervolgens gekruid met balsamico azijn, olijfolie, tijm en peper en zout naar smaaktoegevoegd. Dit is vervolgens gebrand voor ongeveer dertig tot dertig-vijf minutenin de voorverwarmde oven. Gehakte walnoten zijn toegevoegd en vervolgens geroosterd voor nog acht tot tien minuten, en vervolgens geserveerd.

5. **Fruit Salade met Munt en Limoen:**

In de eerste plaats zijn acht stroken van kalk die ongeveer twee duim lang geschild,samen met zes takjes van de munt. Deze worden gecombineerd en toegevoegd aaneen kopje water, die vervolgens wordt gekookt in een pan op matig vuur tot de helft van het water is verdampt. De drassige kalk en mint zijn worden verwijderd uit depan, die is dan toegestaan om af te koelen. Twee eetlepels gehakte munt, één eetlepel lime zest en twee eetlepels limoensap worden vervolgens toegevoegd aan de pan. Dit maakt het kalk en muntsaus.
Op een andere kom een kopje pitloze rode druiven, een kopje pitloze groene druiven, drie pruimen gesneden twee nectarines elke wiggen, en twee perziken die zijn geschild voordat ingekrompen naar de wiggen wordt vermengd. De kalk muntsaus is toegevoegd op de top van hen, en gooide totdat de vruchten zijn bekleed met hen.

6. **Fruit Taart:**

Een en een half kopje amandel meel, half kopje tapioca bloem, een halve eetlepel bakpoeder en halve eetlepel zeezout met elkaar worden vermengd. De oven moet worden voorverwarmd op 350 F. Next, een eetlepel van gemalen nootmuskaat, kaneel en kruidnagel zijn toegevoegd aan het bloemmengsel en opnieuw gemengd.

Op een afzonderlijke kom, vijf eieren, een kopje ghee of boter verduidelijkt, een kopje van honing en een eetlepel vanille-extract worden vermengd. De inhoud van de twee kommen zijn gemengd en geroerd totdat het mengsel soepel draait. Een kopjegehakte datums, twee kopjes rozijnen, gedroogde kersen, gevolgd door een kop van een mengsel van gedroogde vruchten van keuze een kopje worden vervolgens toegevoegd aan het mengsel en weer bewogen. Dit is vervolgens in een ingevette loaf pan gegoten en gebakken in de oven gedurende 45 minuten tot een uur.

7. Rundvlees Kubussen met Geroosterde Worteltjes en Champignons:

De oven wordt voorverwarmd tot 250 F. Drie pond rundvlees chucks moeten worden gesneden in blokjes en gekruid met zeezout en zwarte peper naar smaak. Sommige over een ovenvaste pan in matig vuur koken vet is gesmolten, en de blokjes rundvlees voor één of twee minuten aan elke kant in de pan worden verwarmd totdat zeverkleuren en worden bruin en dan opzij. Een gesneden ui en drie gehakte knoflookteentjes zijn gekookt voor twee minuten. Een kopje van rundvlees voorraad is vervolgens toegevoegd aan de UI en knoflook en geroerd. Het mengsel en het vlees terugin de ovenvaste pan gegoten, overdekt en in de oven geplaatst. Het rundvlees is het vervolgens gekookt in de voorverwarmde oven gedurende drie uur.

Acht ounce van gesneden wortelen en gesneden champignons worden vermengdmet een eetlepel blaadjes tijm en een eetlepel van gesmolten kokende vet. Deze worden vervolgens gebrand voor vijftien minuten. Zodra het vlees klaar is, wordt het geserveerd met dit plantaardige mengsel.

8. **Komkommer en Wortel Salade:**

Twee komkommers en drie wortelen worden gesneden in dunne circulaire reepjesmet behulp van een spiralizer, mes of een mandoline. Een dun gesneden groene uivervolgens wordt toegevoegd aan dit mengsel en samen gecombineerd. In een kom, twee eetlepels witte wijnazijn, vers limoensap en extra vergine olijfolie elk worden toegevoegd en gemengd samen, gekruid met zwarte peper naar smaak. De dressing is gegoten bovenop de komkommers, wortelen en groene ui, en gooidezachtjes. Het wordt dan geserveerd met bestrooid sesamzaadjes bovenop.

9. **Gebakken Eieren met Asperges en Prei:**

De oven moet vooraf worden verhit tot 400 F. Vier of meer plakjes spek zijn gekooktin middelgrote hitte in een koekepan op en bewaard ongeveer drie minuten per kant, totdat het is nog steeds heel teder. Dan één gehakte knoflook teentje en één gesneden prei zijn toegevoegd aan de koekepan en gekookt voor twee tot drie minuten.Een bos van asperges is toegevoegd en gekookt voor ongeveer zes minuten tot hetzacht en mals. Vier eieren zijn toegevoegd en gekruid naar smaak, en vervolgens voor drie tot vier minuten in de oven geplaatst. Twee tot drie eetlepels gehakte versebieslook worden toegevoegd voor het opdienen.

10. Asperges Linten met Citroen Dressing:

De hoofden en de uiteinden zijn gehakt off van een pond van asperges. Deze zijn vervolgens geschoren in ongeveer drie kopjes linten met behulp van een plantaardigepeeler. De linten zijn vervolgens gekookt op een pot van water voor ongeveer 3 tot4 minuten, en dan genomen uit het water en links om te koelen.

Twee eetlepel citroensap en extra vergine olijfolie elk samen met een halve eetlepelDijon mosterd zijn gemengd samen met zeezout en zwarte peper in een kom.

De asperges, een en een half kopje gehalveerde cherry tomaten en twee eetlepels fijngehakte bieslook zijn dan samen gemengd in een kom. De dressing is vervolgens toegevoegd aan deze schaal en gooide tot grondig gemengd

11. Worst-gevulde jalapeno bijt

Terwijl de oven preheats bij 425 F, is wat koken vet gesmolten in middelgrote hitte in een koekepan. Een pond van Italiaanse worstvlees (met het omhulsel verwijderd) is het gekookt voor ongeveer vier tot vijf minuten voordat het wordt bruin. Een kleine blokjes UI, een kwart kopje amandel meel, een losgeklopt ei en halve eetlepel gedroogde oregano is gecombineerde en gekruid met zeezout en zwarte peper. Dit is vervolgens toegevoegd aan de bruin worst en geroerd tot grondig gemengd.

Een jalapeno of paprika is gehakt in de helft en lepelvormig het mengsel is in elke helft sectie. Deze worden vervolgens geplaatst op een bakplaat en in de voorverwarmde oven gedurende ongeveer vijftien tot twintig minuten.

12. Blueberry-Perzik Salsa

Drie eetlepels vers limoensap, een kwart kopje verse perzik SAP en één gehakte knoflook teentje is gekruid met zout en peper naar smaak. Vier in blokjes gesneden gepelde perziken, acht ounce van bosbessen, half kopje granaatappel zaden, een fijngesneden rode ui, één gehakt jalapeno peper en twee eetlepels gehakte basilicum en gehakte bieslook zijn vermengd in een kom. De kalk en perzik sappen zijn dan bovenop het mengsel en gooide tot grondig gemengd. Dit is vervolgens gekoeld.

13. Wortelen en Koolraap Mash

Een pond elk van geschilde en gehakte wortelen en Koolraap worden geplaatst in een steelpan bedekt met water. Dit is vervolgens gekookt, en vervolgens gereduceerd tot een sudderen gedurende ongeveer 20 minuten, tot de groenten zacht zijn. Hetwater wordt afgevoerd en gebruik een aardappelstamper, de groenten zijn puree. De ghee en kruiden zijn toegevoegd naar smaak. Het wordt geserveerd met miezertpeterselie overheen.

14. Balsamico Geroosterde Wortelen en Boontjes

Als de oven preheats tot 400 F, worden één pond van gesneden wortelen, en een pond van bijgesneden groene bonen gemengd met twee teentjes gehakte knoflooken drie eetlepels olijfolie. Zeezout en zwarte peper worden naar smaak toegevoegd.Deze worden vervolgens geplaatst op een braadslee en in de voorverwarmde oven,waar ze worden gebrand voor vijfentwintig tot dertig minuten. De groenten wordenbestrooid met drie eetlepels balsamico azijn en geroosterde gedurende drie tot vijfminuten. Verse peterselie is besprenkeld bovenop voor het opdienen.

15. De zee Sint-Jacobsschelpen en asperges:

De grill moet worden voorverwarmd op een matig vuur. Één gehakte knoflook teentje is geroosterd op een pannetje op de voorverwarmde grill op olijfolie, totdat het gouden. De warmte wordt verlaagd en tomaat en cayennepeper is toegevoegd, en simmered gedurende tien minuten. Twee gehakte groene uien, een citroen geperst voor het SAP, een kwart kopje van dun gesneden bieslook aan de knoflook samen met een eetlepel olijfolie is toegevoegd. Kruiden zijn toegevoegd naar smaak, en hetmengsel wordt weggezet. De scallops (zes dagen oude boot zee Sint-Jacobsschelpen) en een bos van groene asperges zijn wreef in olijfolie en gekruid met zeezout enzwarte peper naar smaak. De asperge is gegrild totdat deze reeds gekookt is, en deSint-jakobsschelpen zijn geplaatst op de grill en gekookt voor ongeveer zes minuten tot het vlees stevig wordt. De asperge is geplaatst op de plaat en besprenkeld met vinaigrette, en de Sint-jakobsschelpen zijn geplaatst op de top van de asperges met verdere miezert van vinaigrette bovenop en geserveerd.

16. Turkije, Boerenkool en Bloemkool Soep:

Twee eetlepels kokosolie zijn gesmolten in een steelpan en geplaatst in matig hoogvuur. Vier gehakte sjalotten, drie gesneden wortelen, wordt een paprika, gesneden in stukken en een en een half kopje gehakte bloemkool toegevoegd aan de kokosolie. Dit mengsel wordt gekookt voor ongeveer acht tot tien minuten tot de groentenheel zacht, regelmatig roeren tussendoor. Een pond van grond Turkije is vervolgenstoegevoegd aan de groenten en gekookt voor een andere zes tot acht minuten tothet vlees gaar is. Vijf kopjes kippenbouillon en vijftien ounces kan in blokjes gesneden tomaten worden toegevoegd, met zeezout en zwarte peper naar smaak toegevoegd. De warmte wordt verhoogd totdat de soep aan de kook wordt gebracht. In detussentijd, vier kopjes Boerenkool met hun ribben verwijderd en grof gehakte bladeren zijn toegevoegd, de pot bedekt, en de hitte is verlaagd om te laat het sudderengedurende ongeveer vijftien minuten voordat het wordt geserveerd.

17. Cranberry Pesto Gehaktballen

Een pond van grond Turkije dijen, half kopje cranberry pesto, twee eetlepels kokosolie, een halve eetlepel zeezout en een kwart eetlepel peper is al toegevoegd aan eenkom en grondig gemengd. Dit is dan gehouden opzij voor tien minuten als de kokosolie is toegestaan te regelen en krijgen geabsorbeerd door de ingrediënten. Een eetlepel van ghee is voorverwarmd in een koekepan en gesmolten. Het mengsel is gerold in gehaktballen en geplaatst in de koekenpan. De koekenpan is bedekt en de gehaktballen worden gekookt voor vier minuten. Dan zijn de gehaktballen aan de andere kant omgedraaid en gekookt voor een ander vier minuten. Dit wordt voortgezettotdat alle kanten van de gehaktbal bruin zijn.

View books from

ARNOLD YATES

1-Bodybuilding: How to Easily Build Muscles and Keep Mass Permanently:10X your Results and Build the Physique That You Want.

2-Calisthenics: Complete Guide for Bodyweight Exercise, Build your Dream Body in 30 Minutes

3- Atkins Diet- Lose weight and feel great with tips and recipes.

4- High blood pressure solutions: 40-super foods that will naturally lower your blood pressure

BOOKS

Ketogenic Diet:Cookbook with recipes for fat burn and permanent weight loss

Meditation for beginners (Available in different languages)

Beginners guide to essential oils (Available in different languages)

Extreme Belly fat loss (Available in different languages)

Reverse diabetes (Available in different languages)

Author: alexander Grey

Author: Arnold yates

Dr Mike Drew

www.ingramcontent.com/pod-product-compliance
Lightning Source LLC
Chambersburg PA
CBHW071316280526
45788CB00004B/1912